Eros Paradise

AF176579

Sesso -
una fontana di giovinezza
e salute

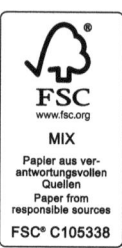

Indice

Prima lettera   *5*

Seconda lettera   9

Terza lettera   *11*

Quarta lettera   13

Quinta lettera   *18*

Sesta lettera   *21*

Settima lettera   *28*

Ottava lettera   *32*

Nona lettera   37

Prima lettera

Caro signor Paradise,

ho espresso al vostro editore il deside-
rio di corrispondere con voi. Dopo di
che non ho ricevuto il vostro nome, ma
almeno l'indirizzo della vostra casella
postale.
In sostanza, tutto è iniziato con una
delle vostre storie d'amore romanti-
che. Perché ho vissuto da sola dopo la
morte di mio marito, la vostra storia
d'amore, che mi ha toccato il cuore,
mi ha dato l'idea, di cercare di nuovo
un partner di vita. Per questo motivo a
dicembre ho pubblicato il seguente an-
nuncio sul giornale:
´Donna attraente, single, alla ricerca
di un gentiluomo single per passeggia-
re insieme e per assistere al concerto
di Natale all' opera.
Poiché avevo nascosto la mia vecchi-
aia, ho ricevuto numerose lettere. Co-
me violinista appassionata, ho organiz-
zato un incontro con un insegnante di
pianoforte. Da sei mesi a questa parte,
il mio nuovo partner mi accompagna
quotidiamente quando vado a passe-
giare lungo le rive del Reno e quando
suono il violino.

Abbiamo festeggiato il 90e compleanno del mio partner quattro settimane
fa in un hotel di lusso sopra il Reno.
Nello stesso hotel abbiamo festeggiato ieri il mio 90e compleanno. Il mio
partner ha suonato il pezzo per pianoforte 'Invito al ballo' di Carl Maria von
Weber. In seguito mi ha chiesto di ballare il valzer d'apertura con lui. Come
regalo di compleanno mi ha dato un
pacco rosso e con un occhiolino mi ha
chiesto di aprirlo a casa. Dopo aver
tolto la carta di regalo, non potevo
credere a miei occhi: Davanti a me
c'era una biancheria intima sexy con
un reggiseno push-up. In quel momen-
to ho capito: Con il mio pianista ac-
compagnatore la musica sta ancora
suonando da qualche altra parte. Allo
stesso tempo, mi sono ricordata di un
articolo sul forte impulso sessuale
dell'uomo, in cui veniva riportato che
l'attore Charlie Chaplin aveva ancora
generato un figlio all'età di 73 anni,
l'attore Antony Quinn all'età di 81 anni. Il detentore del record mondiale,
un uomo in Australia, è riuscito a farlo
anche all'età di 93 anni.
Perché come vedova ho potuto vivere
abbastanza bene senza sesso fiino ad
ora, ero seduto davanti al reggiseno
rosso push-up completamente scioc-
cato. All'improviso mi è venuto

un'idea: Forse il mio partner non aveva comprato la misura delle coppe giusta. Così non dovrei indossare la biancheria intima sexy e potrei restituirgli il regalo con i miei migliori ringraziamenti. Dopo aver indossato il reggiseno push-up, mi sono guardata allo specchio. Che sfortuna! Il reggiseno si adatta perfettamente.

Perché le sto raccontando una storia sulla taglia perfetta del mio reggiseno push-up quando sono stata riluttante a parlare con mio marito di questioni intime per 40 anni?

I commenti intercalati nelle sue storie rivelano una notevole competenza medica. Pertanto sono abbastanza sicura: Dietro il suo pseudonimo 'Eros Paradise' c'è un medico.

Il reggisono push-up che posso interpretare solo come un 'invito al sesso' mi mette di fronte a una forte pressione per prendere una decisione. Per questo ho bisogno del vostro consiglio medico:

Mio padre è morto d'infarto all'età di 105 anni. Il mio medico di famiglia mi ha informato sulle principali cause dell'infarto: Elevato livello di zucchero e colosterolo nel sangue e pressione alta. Ho la pressione alta. Purtroppo non tollero molto bene tutti i farmaci che abbassano la pressione sanguigna.

È a conoscenza di uno studio che dimostra un aumento del rischio di infarto o di pressione sanguigna nelle donne attraverso una regolare attività sessuale?

Posso solo sperare che lei risponda a una di queste domande o preferibilmente ad entrambe in modo affermativo nella sua lettera di risposta. Allora avrei una buona ragione medica, basata sulla mia anamnesi, per non indossare il reggiseno push-up perfettamente aderente e potrei continuare a limitarmi a camminare, a fare musica e a ballare con il mio partner di vita.

Si prega di inviare la risposta all'indirizzo sulla busta.

Poiché l'editore non era disposto a dirmi il vostro nome, firmerò la mia lettera con uno pseudonimo per motivi di discrezione.

Cordiali saluti

Eva

Seconda lettera

Gentile Signora Eva,

nel 2019, l'Università del Michigan ha condotto uno studio con 2204 uomini e donne di età compresa tra i 57 e gli 85 anni, composto da un gruppo sessualmente attivo e da un gruppo di astinenti della stessa dimensione, per determinare quanto spesso gli uomini e le donne di entrambi i gruppi hanno subito un infarto cardiaco entro un periodo di 5 anni.

Gli uomini che avevano rapporti sessuali almeno una volta alla settimana avevano il doppio delle probabilità di avere un infarto rispetto agli anziani senza sesso. Al contrario, le donne più anziane possono ridurre il rischio di un infarto attraverso il sesso. Secondo uno studio pubblicato sulla rivista 'Biological Psychology', il sesso può anche abassare la pressione sanguigna nelle donne anziane.

Un detto spesso citato da Martin Lutero è:

'Due volte a settimana non danneggia a lui e non danneggia a lei, sono centoquattro in un anno.'

Secondo lo studio del Michigan, la

9

presunta innocuità di avere rapporti sessuali due volte alla settimana è vera per le donne anziani, ma non per gli uomini di questa fascia d'età.

Poiché è rimasta scioccata dall'invito al sesso, lo studio del Michigan le da almeno l'opportunità di convincere il suo nuovo amante della necessità di una moderata frequenza di rapporti sessuali sottolineando il suo aumentato rischio di infarto e quindi di ridurre la pressione per prendere una decisione innescata dal suo reggisono push-up perfettamente aderente.

Tuttavia, lo studio del Michigan la mette in una posizione difficile: da un lato, vuole ridurre il più possibile il rischio di infarto del vostro partner mantenendo bassa la frequenza dei rapporti sessuali. D'altra parte ha la possibilità di abbassare la sua pressione sanguigna avendo frequenti orgasmi e poi smettere di prendere farmaci che tutti non tollera molto bene.

Mi dispace che nel vostro caso non posso derivare la 'buona ragione medica' contro l'attività sessuale dallo studio del Michigan.

Cordiali saluti

Eros Paradise

Terza lettera

Caro Signor Paradise,

Lei ci consiglia di mantenere la frequenza dei rapporti sessuali 'ad un nivello basso'. Questo sarà certamente difficile per il mio amante, ma non per me. Mentre scrivo questa lettera sotto la protezione dell'anonimato, le confesso ora un fatto che mio marito non ha mai conosciuto in 40 anni di matrimonio. Ho avvertito una leggera eccitazione sessuale durante il rapporto, ma non ho mai raggiunto l'orgasmo. Ho finto questo per mio marito solo gemendo a voce alta, perché è piaciuto alla sua vanità di potermi portare al culmine. Naturalmente ero molto deluso di non aver mai avuto un orgasmo, mentre lui ha sempre vissuto l'orgasmo dopo pochissimo tempo.

Poiché gli orgasmi frequenti abassano la pressione sanguigna nelle donne anziane, lei mi consiglia di avere orgasmi regolari. Può una donna che non ha mai sperimentato l'orgasmo durante il rapporto sessuale raggiungere l'orgasmo attraverso la masturbazione?

Lei sarà sorpreso di sapere da me che non posso rispondere a questa domanda sulla base della mia esperienza, nonostante la mia età avanzata. Da quando ho ricevuto un´educazione strettamente religiosa in un collegio, la masturbazione ha avuto per me lo stigma di un peccato grave. Per questo non ho mai cercato di raggiungere l'orgasmo in questo modo. Nel mio caso, tuttavia, lei ha rivendicato un motivo medico per avere regolarmente orgasmi. Per questo vorrei che rispondessi alla seguente domanda:

Con quale metodo di masturbazione posso raggiungere l'orgasmo in modo più sicuro e veloce? Per poterlo riconoscere, dovrei conoscere le caratteristiche di un orgasmo. Poiché non ho mai avuto un orgasmo in vita mia, vorrei chiedervi di informarmi sulle caratteristiche più importanti dell'orgasmo femminile e di rispondere a questa lettera il più presto possibile.

Con gentili saluti

Eva

Quarta lettera

Gentile Signora Eva,

non so il suo nome. Non cognosce nemmeno il mio nome, perché i miei 48 liberi sono stati pubblicati in diverse lingue con diversi pseudonimi. Questo anonimato mi rende più facile rispondere alle sue domande che toccano la zona intima.

Posso immaginare quanto sia stato frustante per lei, dover fingere un orgasmo inexistente per 40 anni gemendo con una voce forte. Tuttavia, lei condivide questo destino con molte donne. Lo dimostra un sondaggio effettuato su 1417 donne.

Alla domanda 'Raggiungi l'orgasmo durante il rapporto sessuale?' sono state spuntate le seguente risposte: sempre: 11 %, spesso: 17 %, nella metà dei casi: 17 %, raramente: 29 % e mai: 26%.

Un quarto delle donne sono nella sua stessa situazione.

A causa della vostra educazione strettamente religiosa in collegio non ha mai cercato di masturbarvi.

Nella nostra società illuminata, l'atteggiamento verso la masturbazione a

13

fortunatamente cambiato. Oggi la maggior parte degli uomini e delle donne sperimentano la masturbazione come una forma normale di sessualità fin da giovani. Da un recente sondaggio condotto in Germania è emerso che circa la metà delle ragazze quindicenni ha già avuto un orgasmo a mano. La masturbazione può anche migliorare il sesso a due. Una donna che ha scoperto durante la masturbazione ciò che le dà un particolare piacere può desiderare lo stesso dal suo partner e quindi raggiungere l'orgasmo più spesso.

Lei chiede se una donna che non ha mai avuto un orgasmo durante il rapporto sessuale può raggiungere l'orgasmo attraverso la masturbazione. A questa domanda si può rispondere chiaramente in modo affermativo sulla base della moderna ricerca sessuale.

Il padre della psichoanalisi, Sigmund Freud, ha avanzato la tesi: solo quando un pene penetra nella vagina una donna può sperimentare un orgasmo potente (orgasmo vaginale). Questa tesi è stata confutata dalla moderna sessologia. Solo una piccola percentuale di donne può raggiungere l'orgasmo attraverso i soli movimenti della 'bacchetta magica', tanto apprezzata da Sigmund Freud. Nella maggior parte

14

dei casi è necessaria un'ulteriore stimulazione del clitoride, che può essere ottenuta con adeguati movimenti del corpo dei partner.

Le donne che non sperimentano l'orgasmo durante il rapporto sessuale possono comunque raggiungere l'orgasmo stimolando il clitoride (orgasmo clitorideo). Molte donne trovano l'orgasmo clitorideo innescato dalla masturbazione molto più piacevole dell' orgasmo vaginale innescato dai movimenti del pene. Questa è forse una delle spiegazioni del sorprendente risultato di uno studio americano condotto nel 2007:

Le donne che vivono in coppia si masturbano con la stessa frequenza delle donne che vivono da sole.

In contrasto con la tesi di Sigmund Freud, ci sono anche donne che raggiungono già un potente orgasmo attraverso fantasie sessuali.

Lei chiede, qual è il modo più sicuro e veloce per raggiungere l'orgasmo. Per ragioni anatomiche, racommando di strofinare il clitoride. Questo organo sessuale non è solo una piccola 'perla del piacere' che si può sentire nella vagina. La forza del orgasmo clitorideo si basa sul fatto che il clitoride si estende per 10 cm nella vagina. Durante la masturbazione l'aumento del-

la curva di eccitazione è più ripido per le donne che per gli uomini, perché 800 nervi finiscono nella 'perla del piacere', ma solo 400 nella parte migliore dell'uomo. La maggior parte delle donne non ha problemi di orgasmo quando strofina la 'perla del piacere'. La stimolazione del clitoride è quindi il modo più sicuro e veloce per raggiungere una forte eccitazione sessuale e il picco del orgasmo.

Mi chiede quali sono le caratteristiche con cui si può riconoscere un orgasmo. Risponderò a questa domanda nel quadro del modello in quattro fasi dei recercatori del sesso William Masters e Virginia Johnson.

1. La fase di eccitazione
Quando i vasi sanguigni si dilatano, più sangue fluisce verso i genitali esterni: labbra, vagina e clitoride si gonfiano. La vagina diventa umida. I seni si gonfiano. I capezzoli diventano eretti. Il suo respiro accelerà.

2. La fase dell'altopiano
Il suo polso sta diventando più veloce. La pressione sanguigna sta salendo. La tensione nei muscoli pelvici è in aumento.

3. L'orgasmo
Le ghiandole endocrine secernono una

grande quantità dell`ormone della felicità 'dopamina', che eccita tutto il corpo. Ci sono contrazioni ritmiche dell' utero e della vagina. Durante l'orgasmo estatico possono verificarsi fino a 15 contrazioni muscolari. Il suo polso può radoppiare.

La durata media dell'orgasmo è fino a un minuto per le donne e tra i 3 e i 12 secondi per gli uomini. A differenza degli uomini, le donne possono sperimentare diversi orgasmi uno dopo l'altro in una breve sequenza temporale (orgasmo multiplo).

4. La fase di rilassamento

Le funzioni cardiovasculari si stanno normalizzando. Il gonfiore vaginale impiega circa 15 minuti per diminuire e il gonfiore delle labbra può durare fino a 3 ore.

Spero di avere dato questa volta le risposte che vi aspettavate.

Con gentili saluti

Eros Paradise

Quinta lettera

Caro signor Paradise,

mentre cercavo un righello, mi è capitato di trovare nel suo cassetto duplicati delle lettere che la mia partner le ha scritto il 2 e il 7 giugno. Mi prendo quindi la libertà di farle anche qualche domanda: Da un po' di tempo ho problemi con l'erezione. L'erezione più durata a richiesta per i rapporti sessuali spesso non si concretizza. A causa di queste disfunzioni erettili, la mia partner di molti anni si è separata da me.

Quali sono le possibili cause dell'impotenza? Quali sono le opzioni di trattamento?

La mia nuova partner non mi ha ancora ringraziato per il mio regalo di compleanno. Leggendo la lettera che la mia compagna le ha scritto il 2 giugno, ho saputo del suo shok alla vista della biancheria sexy. Per questo motivo, ho deciso di farle la seguente, per me molto imbarazzante confessione domani:

da quando ho problemi di erezione, c'è solo un modo per me per ottenere una

18

forte eccitazione sessuale, che poi permette l'erezione necessaria per il rapporto sessuale: la vista di una donna vestita di biancheria sexy. Purtroppo, ho scoperto questo percorso solo dopo che la mia ex partner mi aveva già lasciato. Per questo motivo ho regalato alla mia nuova partner, che nonostante la sua vecchiaia ha ancora un seno lussurioso, la biancheria sexy per il suo 90e compleanno. La sera, quando l'ho imaginata in pedi davanti allo specchio con il su reggiseno push-up e guardando i suoi seni lussuriosi, ho avuto subito un' erezione turbo.

Sorprendentemente, non mi è difficile confessarvi la mia tendenza perversa anche se non ho avuto il coraggio di fare coming out con la mia partner nelle ultime due settimane.

Spero che lei possa spiegarmi a un punto di vista medico perché l'unico modo per raggiungere l'eccitazione sessuale è vedere una donna che indossa biancheria sexy.

Purtroppo, ho appreso della lettura della lettera che la mia partner le ha scritto il 7 giugno che sente un debole eccitazzione sessuale durante il rapporto sessuale ma non raggiunge mai l'orgasmo. Vorrei portarla ad un forte eccitamento e ad un orgasmo stimulando le sue zone erogene.

La mia ex partner ha sempre voluto avere rapporti senza troppi preliminari, perché questo le ha innescato un orgasmo multiplo. Ecco perché non ho avuto l'opportunità di esplorare a fondo le zone erogene del corpo femminile. Vi chiedo pertanto di rispondere alle seguenti domande:

Dove sono le zone erogene del corpo femminile?

Quali zone erogene posso utilizzare per portare la mia amata all'orgasmo multiplo?

Spero che l'alta pressione sanguigna di cui la mia partner ha parlato nella sua lettera del 2 giugno non sia un ostacolo all'attività sessuale. In questo caso dovremo limitarci a camminare lungo le rive del Reno e a fare musica e a ballare.

Poiché la mia parter ha firmato entrambe le sue lettere con un pseudonimo, firmerò anche questa lettera con un pseudonimo per proteggere l'anonimato.

Con cordiali saluti

Adam

Sesta lettera

Caro Signor Adam,

perché le due lettere della sua partner Eva non solo sono state trovate, ma anche lette da lei, le consiglio di nascondere il più possibile la lettera di oggi, che tratta dei problemi molto intimi della sessualità maschile, anche alla sua partner.

Dal 1998 al 2000 è stato condotto un sondaggio a Colonia con 4489 uomini di età tra i 30 e gli 80 anni. Sono stati poste le seguenti domande:

Sei sessualmente attivo? Gruppo 30-39 anni: sì 96%, gruppo 70-80 anni: sì 71%. Sei sessualmene attivo ogni settimana? Gruppo giovane: sì 92 %,gruppo vecchio: sì 41 %. Ha problemi di erezione? Gruppo giovane: sì 2%, gruppo vecchio: sì 53 %.

Quindi più della metà degli uomini olre 70 anni ha problemi di erezione. Eppure lei è ancora in una posizione comoda, perché avrà subito 'un'erezione turbo' a causa della fantasia sessuale di una donna vestita in biancheria sexy.

Dalle informazioni fornite nella sua

lettera non è possibile dedurre con certezza la diagnosi d 'impotenza'. Solo se non si verifica un erezione sufficiente in circa il 70 % degli esami e se questi problemi persistono per almeno sei mesi, le condizioni per la diagnosi di impotenza sono soddisfatte.

L'impotenza è causata nel 70 % dei casi da fattori fisici (per esempio disturbi cardiovasculari, diabete mellito). Nel caso dell'arteriosclerosi, non arriva abastanza sangue nel pene a causa della calcificazione vascolare. La quantità di sangue nei corpi cavernosi non è quindi sufficiente per l'irrigidimento.

In alcuni casi, le cause psicologiche sono responsabili dell'impotenza (per esempio stress, depressione, problemi di coppia).

Lo studio condotto da 'Males' ha prodotto il seguente risultato:

Solo il 58 % degli uomini impotenti cercano un trattamento medico, anche se i progressi diagnostici e terapeutici significano che più precocemente inizia il trattamento, maggiori sono le possiblità di successo.

La diagnostica si basa sull'ecografia dei vasi sanguigni del pene. Inoltre, la misurazione della tumescenza: con un apparecchio, il grado di gonfiore del pene può essere misurato durante la *notte.*

Se si registrano erezioni spontanee, ciò dimostra un meccanismo di erezione funzionante. Nel vostro caso, questo meccanismo è naturalmente presente, poiché avrete immediatamente 'un' erezione turbo' a causa della fantasia sessuale di una donna vestita in biancheria sexy.

Per curare l'impotenza, potete farvi prescrivere dei farmaci dal medico. Gli inhibitori del PDE-5 riempiono il tessuto erettile di sanque, che porta ad un irrigidimento del pene. L'effetto di questi farmaci inizia solo quando si sente l'eccitazione sessuale.

Se le compresse non sono adatte per motivi medici, si può iniettare il principio attivo in un tessuto erettile del pene. Oppure si può somministrare il principio attivo tramite un applicatore di plastica inserito nell'uretra.

Con la pompa a vuoto è possibile creare una pressione negativa che succhia il sangue nel pene. Un anello di gomma posto intorno alla radice del pene impedisce al sangue di defluire rapidamente dal tessuto erettile.

Lei mi chiede, perché si eccita sessualmente solo alla vista di una donna vestita di biancheria sexy. Se una persona può raggiungere l'eccitazione sessuale e l'orgasmo solo guardando un

23

certo oggetto, il termine medico è ´fe-
ticismo´. La causa di questa deviazio-
ne sessuale non è stata ancora chiari-
ta. Il feticcio è un oggetto inanimato
che interessa al feticista. Nella maggior parte dei casi si tratta di un capo
d'abbigliamento. Il feticista chiede alla
sua partner di indossare un certo capo
d'abbigliamento, per esempio un reggiseno push-up rosso.
Lei mi scrive quanto era imbarazzato,
a confessare alla sua partner il vero
motivo del suo insolito regalo di compleanno. Non ce n'è bisogno. La sessu-
ologia moderna non considera il feticismo, che si verifica quasi esclusiva-
mente negli uomini, come una perver-
sione ma solo come un innocuo ghiribizzo.
Con questo ghiribizzo è nella migliore
società letteraria. Un classico esempio
di feticismo si trova già nel 'Faust' di
Goethe. Nella prima parte del dram-
ma, il dottor Faust rivela la sua incli-
nazione al feticismo chiedendo a 'Me-
phisto' di procurare un feticcio da
'Gretchen':
Porta mi qualcosa dal tesoro di ange-
lo!
Porta mi al suo luogo di riposo!
Portami una sciarpa del suo seno,
una giarrettiera del mio desiderio
amoroso!

Infine, risponderò alla sua domanda sulle zone erogene del corpo femminile. La tenera stimolazione di queste aree sensibili avviene durante i preliminari.

Nella prima fase, dovreste far andare i sentimenti della vostra amata. Bacile teneramente le palpebre chiuse e la bocca. Coccoli l'orchietta e il lobo del orecchio con giochi di lingua e scranocchiare dolcemente. Sussurile parole tenere all'orecchio. Succhile delicatamente il collo e la nuca e stimoli i palmi delle mani e le punte delle dità con un leggero massagio o una leggera carezza. Lecci e succhi le dità. Coccoli tutta la parete abdominale e sopra tutto l'ombelico con la sua lingua agile. Se si stimulano queste zone erogene per un periodo di tempo più lungo onde calde di voluttà scorrerano attraverso tutto il corpo della vostra amata.

Nella seconda parte dei preliminari si dovrebbe aumentare questa voluttà stimolando sempre più le zone fortemente erogene. La zona lombare è una delle zone fortemente erogene a causa dei numerosi nervi che accompagnono la colonna vertebrale. Muovendo le dita su e giù lungo la colonna vertebrale, manderà brividi di voluttà lungo la colonna vertebrale della vostra amata. Massagiando delicatamente l'interno

delle cosce, sentirà un piacevole for-
micolio e la gioia nell'attesa di tocchi
ancora più intimi. Prema leggermente
con il pallone della mano sul suo mons
veneris e accarezzi delicatamente le
labbra con la punta delle dita. Se lei,
in qualità di pianista esperto, esiguirà
gli esercizi con le dita su queste zone
della vostra amata, susciterà i suoni
più voluttuosi dallo strumento del suo
corpo.

Tuttavia, le sempre crescenti ondate
di vollutà possono portare la vostra
amata fino al pico dell´orgasmo solo
quando la 'zona orgasmica' del cervello si riveglia. Oltre al rapporto sessuale ci sono due modi per portare la
donna all'orgasmo: Stimolando la
'perla della voluttà' e stimolando il
seno gonfio. Queste due zone erogene
inviano impulsi nervosi alla 'zona orgasmica' nel cervello. La stimolazione
della 'perla della voluttà' avvienne
attraverso le dita o durante il cosidet-
to 'cunnilingus'. Questo termine è stato formato dale parole latine cunnus /
femminile pubico e lingua. In questa
pratica sessuale, l´uomo stimola le
labbra, il vestibolo vaginale e la perla
del piacere con le labbra e la lingua.
Si dovrebbe metter una sotile pellicola
di latice sopra l'ingresso vaginale per
evitare la trasmissione di agenti

patogeni. La pellicola di latice può es-
sere ordinata su internet.

Secondo un sondaggio condotto in Germania, solo il 48 % delle donne è soddisfatto dal 'cunnilingus'. Non so quindi se lei e la sua amata son interessati a questa pratica sessuale.

Purtroppo lei non può scatenare l'orgasmo eccitando il seno perché la sua partner deve sempre indossare il reggiseno push-up.

Infine, vorrei darle un altro importante consiglio: Durante il rapporto sessuale la curva di eccitazione della donna sale molto più lentamente di quella dell'uomo. Per questo motivo, deve allungare il più a lungo possibile gli esercizi con le dita sulle zone erogene della sua partner. Solo allora la curva di eccitazione della sua partner può superare la 'soglia dell'orgasmo'. Questa soglia è il livello di eccitazione da cui può essere innescato un orgasmo.

Con cordiali saluti

Eros Paradise

Settima lettera

Caro Signor Paradise,

ieri ho prelevato dal mio conto banca-
rio la   rendita vitalizia per i mesi di
maggio e giugno per un importo di
20 000 euro. Quando ho nascosto le
banconote nel pianoforte, ho trovato la
lettera che ha scritto al mio amore il
20 giugno.
Sorridendo, ho letto il su consiglio, di
nascondermi la lettera il più possibile.
Fortunatamente, il mio caro si è tras-
ferito dalla casa di riposa a me il 13
giugno. Altrimenti non avrei mai trovato la sua lettera molto interessante.
A causa della mia rigorosa istruzione
in collegio so quanto sia indecoroso
leggere una lettera trovata. Ma perché
il mio caro si era preso tanto disturbo
per trovare un nascondiglio assolutamente sicuro per la lettera, non ho
potuto resistere alla tentazione di farlo.
La vostra osservazione che il mio caro
è in una posizione comoda consideran-
do la disfunzione erettile legata all'e-
tà, posso confermarlo solo dopo aver
letto la vostra lettera.
Mentre alcuni uomini della sua fascia

28

d'età devono iniettare una certa so-
stanza attiva nel pene per ottenere
un'erezione, il mio tesoro deve solo
guardare il mio bello reggiseno push-
up e il suo contenuto ancora più bello
per ottenere immediatamente un'ere-
zione turbo.

A causa di questa posizione comoda,
non è nemmeno disposto a sottoporsi
a cure mediche per i suoi problemi di
erezione. Quando gli ho detto:

  'La mia rivista femminile raccoman-
da una pompa a vuoto per gli uomini
con problemi di erezione', ha risposto:

  'C'è un modo molto più voluttuoso di
creare un vuoto per me, ma mi ver-
gogno a parlarne con te.'

I consigli che ha dato al mio amante
per la prima e la seconda fase dei pre-
liminari anno avuto un effetto fanta-
stico su di me. Grazie alla destrezza
delle sue dita, che deve al pianoforte,
la stimolazione durata delle mie zone
erogene porta mi ogni volta a una for-
te eccitazione sessuale.

Il 21 giugno ho scritto il seguente tes-
to nel mio diario:

'Oggi, per la prima volta nella mia vi-
ta, ho avuto un orgasmo durante il
rapporto sessuale. In futuro non do-
verò più fingere l'orgasmo gemendo
forte per il mio amante.'

Mi piacerebbe fare l'amore al buio. Ma

dobbiamo sempre lasciare la luce ac-
cesa, in modo che il mio amante possa
vedere il reggiseno push-up.
Preferirei essere portata all'orgasmo
stimolando il seno piuttosto che il clitoride. Purtroppo questo è non possibile perché devo sempre indossare il
reggiseno push-up.
Come mi avete fatto notare il 4 giugno
circa l'aumento del rischio di infarto
per il mio amante in caso di rapporti
sessuali frequenti, ci limitiamo a un
rapporto sessuale al mese. Tuttavia, il
mio amante mi porta all'orgasmo clitorideo due volte alla settimana stimolando a lungo le mie zone erogene.
Con mio marito, i preliminari sono
sempre stati molto brevi, perché ha
raggiunto il culmine molto rapidamente. Ecco perché non ho mai avuto l'opportunità di esplorare a fondo le zone
erogene del corpo maschile. Poiché il
mio innamorato 'trae i toni più voluttuosi dallo strumento del mio corpo'
con la stimolazione delle mie zone erogene, vorrei strappare i toni dell'estasi
anche da lui stimolando le sue zone
erogene e ottenere così un 'duetto di
voluttà'.
Vi chiedo quindi di rispondere alla seguente domanda:
Dove sono le zone fortemete erogene
della mia dolce metà?

30

Spero sinceramente, grazie all'abilità delle mie dita, che devo al mio violino, di riuscire a stimolare le zone erogene come il mio amante. In questo caso, potrebbe non aver bisogno della vista del mio reggiseno push-up in futuro. Allora il nostro ´duetto di voluttà´ potrebbe finalmente suonare nel buio.

Con cordiali saluti

Eva

Ottava lettera

Gentile Signora Eva,

nella lettera che ha scoperto al pianoforte ha letto una sezione sulle zone erogene della donna che dovrebbero essere stimulate nella prima fase dei preliminari. Poiché queste zone sono identiche nell'uomo e nella donna, posso rispiarmi il compito di elencarle e lei può limitarsi nella prima fase dei preliminari a ripetere gli stimoli del suo partner e quindi suonare a quattro mani sul 'pianoforte del piacere'.

Nella seconda fase dei preliminari lei dovrebbe passare dal piano delle zone erogene deboli al forte delle zone erogene forti che si trovano tutte nella zona genitale.

La regione tra l'ano e lo scroto è fortemente erogena. Un massagio con le dita direttamente dietro lo scroto ecciterà fortemente il vostro amante poiché la prostata vienne stimolato dall' estero.

Lei dovrebbe poi passare al programma di coccole intorno al glande. Questo è la controparte della 'perla del piacere' femminile. A causa della sua pelle sottile è molto sensibile. Il bordo *del glande (passagio tra il glande e il fusto del pene) è particolarmente erogeno. Il frenulo collega il glande con l'albero del pene. Insieme al glande forma la zona più erogena ed è quindi adatto come tema principale per la vostra 'sonata del piacere'. Il tema viene eseguito in due varianti: Massagio con il police e stimolazione con la lingua.*

Per la coda della 'sonata del piacere' suonata da voi e dal suo amante, sola una delle zone erogene del vostro tesoro è adatta: il suo pezzo migliore. Stimulando la sua bacchetta magica lei dovrebbe iniziare con un tenero Adagio del piacere e aumentarla gradualmennte attraverso l'Allegro dell'estasi fino al Presto dell'orgasmo.

Il riferimento del vostro amante a una pratica sessuale di cui non voleva parlarvi, si riferiva al sesso orale. Questo comporta che la donna prende la bacchetta magica in bocca e la stimola con labbra e lingua, oltre che succhiando e soffiando. Succhiare il pene si chiama fellatio (derivato della parola latina fellare / succhiare). Simile alla pompa di vuoto menzionata nella vostra rivista femminile, la suzione crea una pressione negativa che attira il sangue nel pene, rafforzando così l'erezione.

Durante la fellatio e la coccolatura del glande con la lingua, la trasmissione degli agenti patogeni deve essere impedita con l'uso del preservativo. Ci sono preservativi con diversi gusti per questo scopo.

Poiché, secondo un sondaggio condutto in Germania, solo il 56 per cento degli uomini è sodisffatto dalla fellatio, non sono certo che lei sia pronta per questa pratica sessuale.

Se due partner reagiscono in modo diverso alla stimolazione delle zone erogene o vengono stimulati in modo diverso, ciò rende più difficile per entrambi i partner innescare un orgasmo. Se, per esempio, l'uomo è stimulato molto fortemente, può raggiungere l'orgasmo molto rapidamente. Poiché la curva di eccitazione aumenta più lentamente nella donna che nell'uomo, la curva di eccetazione della donna è ancora al di sotto della soglia orgasmica a questo punto. La donna non ha quindi alcuna possibilità di provare un orgasmo.

Più a lungo dura la stimolazione reciproca delle zone erogene, maggiore è la possibilità che le curve di eccitazione di entrambi i partner sono al di sopra della soglia orgasmica e che entrambi i partner raggiungono l'orgasmo. Poiché la curva di eccitazione sale più lentamente nelle donne che negli uomini, l'uomo dovrebbe prima portare la donna all'orgasmo stimolando le zone altamente erogene. Poi la donna dovrebbe portare l´uomo al pico del orgasmo.

Sullo sfondo di questa teoria, ora vi spiegherò perché non avete mai sperimentate l'orgasmo durante il rapporto coniugale.

Lei mi ha scritto il 7 giugno che suo marito ha sempre raggiunto il culmine dopo un brevissimo preliminare. A quel tempo, la sua curva di eccitazione era ancora molto al di sotto della soglia dell'orgasmo a causa dei brevi preliminari. Naturalmente, suo marito non poteva riconoscerlo, perché lei a finto ogni volta un orgasmo per lui gemendo a voce alta. A causa della vostra educazione religiosa lei non era anche disposta a concedersi un orgasmo dopo l'orgasmo di suo marito. Pertanto, in 40 anni di matrimonio non avete mai sperimentato un orgasmo durante il rapporto sessuale.

Infine, vi spiegherò perché avete un orgasmo durante il rapporto sessuale con il vostro attuale amante. Come potete leggere nella lettera che avete trovato, ho consigliato al vostro amandi prolungare i preliminari il più lungo possibile, in modo che la vostra curva di eccitazione possa superare la soglia dell'orgasmo. Ovviamente il vostro amante sta seguendo attentamente questo consiglio. Stimulando a lungo le vostre zone erogene, la vostra curva di eccitazione sale al di sopra della soglia orgasmica. Pertanto, voi sperimentate un orgasmo ogni volta che eseguite un 'duetto della voluttà'.

Con cordiali saluti

Eros Paradise

Nona lettera

Mio carissimo,

visto che siamo separati per quattro giorni a causa del viaggio a Vienna, che ho vinto al concorso a premi, colgo l'occasione per ringraziarti per tutto quello che ho potuto sperimentare con te quest'anno. Qui nella capitale della musica, penso sopra tutto alle bellissime sonate che amiamo suonare insieme durante il giorno, ma con passione di notte.

Come abbiamo apprezzato molto il concerto di Natale dell'anno scorso all'opera, ti chiedo di prenotare al più presto i biglietti per il concerto di Natale di quest'anno.

Sono stata molto felice per il pezzo per pianoforte 'invito al ballo' che ha suonato al mio 90e compleanno.

Quando quella sera ho trovato la biancheria sexy nel tuo pacco di compleanno, ero all' inizio piutosto perplessa per questo 'invito al sesso'.

A causa della mia vecchiaia, il giorno dopo ho chiesto al mio medico di famiglia se la mia pressione alta era un motivo per non fare sesso. Quando ha negato questo e mi ha dato la via libera per fare sesso, sono stata molto felice e sono andata subito a casa per provare la biancheria sexy. Fortunatamente, avevi comprato il cestino della misura giusta. Dopo aver indossato il reggiseno push-up, mi sono guardata allo specchio. Che fortuna! Il reggiseno-push-up si adatta perfettamente.

Grazie alla destrezza delle mie dita, che devo al mio violino, reagisci in modo sorprendentemente forte alla stimolazione delle tue zone erogene. Per questo ho potuto scrivere nel mio diario il 3 agosto:

'Ieri, per la prima volta, il mio amore ha avuto un orgasmo senza biancheria sexy. In futuro il nostro 'duetto della voluttà' suonerà al buio e potrò finalmente raggiungere il culmine grazie alla stimolazione tanto attesa del mio seno.'

Nel contesto di un rapporto coniugale obbligatorio il mio orgasmo non ha mai durato più a lungo dell'orgasmo di mio marito quindi solo pochi secondi. Tu invece, mio carissimo, mi porti ogni volta ad un orgasmo multiplo della durata di alcuni minuti.

Dopo il nostro ultimo 'duetto di voluttà', la distinta signora che da agosto vive al piano terra della nostra villa, ha detto un po´ indignata:

'Oggi mi sono svegliata nel cuore della notte per I vostri forti gemiti. A 80 anni, le cose non possono essere un

po' meno rumorose?'
*Questa frase mi ha fatto improvvisamente capire: grazie alla **fontana di giovinezza** dei nostri 'duetti di voluttà' sembro 10 anni più giovane.*

(Mi prendo la libertà di interrompere la lettera per un commento: Uno studio condotto dal 'Royal Edinburgh Hospital' con 3500 partecipanti di età compresa tra i 18 e i 102 anni ha rilevato:
Una vita amorosa attiva contribuisce notevolmente a sembrare più giovane.)

Quanto il sesso sia buono per la salute, purtroppo l'ho scoperto solo a 90 anni. Prima di incontrarci, avevo spesso malattie infettive. Questo non accadeva da un anno.

(Interrompo la lettera per una spiegazione medica: Con l'età il sistema immunitario del corpo diventa più debole. Pertanto, le persone di età superiore ai 60 anni devono assolutamente partecipare alla vaccinazione annuaale contro l'influenza, perché il vaccino genera anticorpi specifici contro virus influenzali. Tuttavia, esiste anche un metodo molto piacevole per aumentare la resistenza generale del sistema immunitario: l'attività sessuale regolare.

Lo dimostra il seguente studio del Politecnico federale di Zurigo: Negli uomini è stato determinato il numero di 'cellule killer' nel sangue prima e dopo un orgasmo scatenuto della masturbazione. Il resultate sorprendente: Il numero di 'cellule killer' è radoppiato dopo l'orgasmo. Le 'cellule killer' sono l'arma più importante del sistema immunitario contro gli agenti patogeni che invadono il corpo. Ricognoscono le cellule che sono infettate da agenti patogeni e uccidono queste cellule.)

Inoltre finisco molto meglio di prima le situazioni di stress.

(Interrompo la lettera per un commento a questa esperienza della signora Eva:

In uno studio scientifico, le donne sono state esposte a una dose di stress standardizzata. Le donne del primo gruppo del studio, che in precedenza avevano ricevuto un massagio erotico dal loro partner, hanno liberato una quantità minore di 'cortisolo', l'hormone dello stress, rispetto alle donne del gruppo di confronto che non erano state precedentemente massagiate. La **fontana della salute** delle attività sessuali protegge quindi dallo stress dannoso per la salute.)

Prima di incontrarci avevo spesso problemi ad addormentarmi e a dormire durante la notte. Dopo il nostro 'duetto della voluttà' cado sempre in un

40

sonno profundo e mi sveglio solo al mattino. Ho trovato una spiegazione per questo sonno rinfrescante e salutare in una rivista femminile:

Uno studio americano con 1800 partecipanti ha scoperto che durante l'orgasmo il cervello è inondato dall'hormone 'ossitocina' che ha un effetto soporifero.

Attraverso la **fontana della salute** dei nostri 'duetti della voluttà ', i cuscinetti di grasso legati all'età che ci sono in te e in me si sono fortunatamente ritirati. Nella stessa rivista ho letto:

Uno studio dell'Università canadese del Quebec è giunto alla seguente conclusione: Durante un'ora di sesso, gli uomini bruciano 100 calorie e le donne 70 calorie.

I miei dolori di emicrania sono notevolmente migliorati grazie alla nostra regulare attività sessuale. Nella stessa rivista ho letto:

L'hormone 'endorfina', che viene liberato durante il sesso, ha una struttura simile alla 'morfina' e quindi allevia I crampi mestruali e il dolore dell´emicrania.

Spero che questo articolo non sia stato letto dagli uomini. Altrimenti, se noi donne non abbiamo voglia di fare sesso, non potremo più rifiutarci di farlo facendo riferimento ai nostri dolori

41

dell´emicrania.

Una mia amica ottantenne mi ha detto l'altro giorno:

'Dopo gli orgasmi, io e il mio partner ci deprimiamo sempre.'

Per questo caso avevo pronta anche un consiglio della rivista femminile, che ho passato alla mia amica:

'L'eccitazione sessuale al di sotto della soglia orgasmica provoca anche la produzione dell'hormone della felicità, la 'dopamina'. Dovreste quindi limitarvi a stimolare le zone erogene che si trovano al di sotto della soglia orgasmica.'

Al suo 100e compleanno, mia madre disse:

'Mai nella mia vita mi sono sentito così bene come oggi.'

Anch'io mi sento meglio che mai nel mio 91e anno di vita, visto che mi da una seconda primavera nell'autunno della mia vita.

La nostra subaffittuaria settantenne prende 15 compresse al giorno per tutti tipi di malattie della vecchiaia. Non ho bisogno di una sola medicina. La mia pressione alta si è normalizzata a causa della **fontana di salute** dei nostri 'duetti della volutà'. Così ho potuto smettere di prendere le pillole per abassare la pressione sanguigna.

Dato che anche i tuoi genitori sono vissuti fino a più di 100 anni e che esiste

una formula in medicina che può esse-
re utilizzata per calcolare la durata
probabile della vita in base alla vita di
padre e madre, c'è una grande possi-
bilità per noi di poter festeggiare insi-
eme il nostro centesimo compleanno.
C'è una seconda ragione per questo:
Nella mia rivista femminile ho letto:
Uno studio condotto da scienziati bri-
tannici ha mostrato: A causa della fon-
tana di giovinezza sesso   le persone
sessualmente attive hanno una durata
probabile della vita molto più lunga
rispetto alle persone che si astengono.
Da un sondaggio tedesco condotto tra
le ragazze di 15 anni è emerso che il
gruppo più attivo sessualmente ha già
rapporti sessuali. La durata probabile
della vita media delle donne è di 83
anni e la frequenza media dei rapporti
sessuali è di due volte a settimana. Il
gruppo di donne più attivo sessual-
mente ha quindi rapporti sessuali cir-
ca 7000 volte. Circa il 10 per cento
delle donne raggiunge l'orgasmo du-
rante ogni rapporto sessuale. Si può
quindi affermare con certezza che il
gruppo di donne più sessualmente at-
tive sperimenta cira 700 orgasmi du-
rante i rapporti sessuali nel corso del-
la vita.
Anche il nostro 'duetto della voluttà'
risuona due volte a settimana. Speri-
mentiamo un orgasmo ogni volta.

43

Mentre il gruppo di donne più sessualmente attive sperimenta 700 orgasmi
durante i rapporti sessuali nel corso di
68 anni, il giorno del mio centesimo
compleanno ricorderò con gratitudine
i circa 1000 orgasmi che mi è stato
permesso di sperimentare con te in un
periodo di soli 10 anni.

Mezzo anno prima del mio 90e compleanno ho pubblicato due annunci su
un giornale. Conosci il testo del primo
annuncio, perché la nostra storia d'a-
more è iniziata con questo annuncio.
Non conosci ancora il seguente testo
del secondo annuncio:

Una donna di 90 anni, senza eredi,
vuole lasciare in eredità la sua villa
nel suo testamento in cambio di una
rendita mensile di 10 000 euro.

Mentre ho ricevuto molti risposte al
primo annuncio perché avevo nascosto
la mia vecchiaia, le informazioni sulla
mia vecchiaia nel secondo annuncio
hanno motivati molti agenti immobi-
liari a rispondere. Hanno ipotizzato di
poter acquistare la villa a un prezzo
favorevole in caso di morte imminente
della proprietaria per poi realizzare un
grande profitto vendendola.

Per rendere sicura la mia rendita vitalizia a lungo termine, ho fissato nel
contratto che l'obbligo di pagare la

rendita sarebbe passato ai figli in caso di morte del mio contraente e ho concluso il contratto con un agente immobiliare che ha 5 figli.

A causa della fontana di giovinezza dei nostri 'duetti della volutà' c'è un'alta probabilità che il mio contraente sia il perdente e io la vincitrice alla fine.

Il 24 luglio ho prelevato 20 000 euro dal mio conto vitalizio in banca e ho depositato le banconote nel pianoforte, un nascondiglio assolutamente sicuro.

Ieri la mia banca mi ha informato via e-mail dell'importo totale delle rendite vitalizie ricevute finora: 120 000 euro.

Quando festeggeremo il mio centesimo compleanno, l'importo delle rendite vitalizie pagate sarà di 1 200 000 euro. Dato che il valore della mia villa è stato estimato da un esperto in 400 000 euro, non solo avrò avuto 1000 orgasmi con te in 10 anni, ma avrò anche realizzato il bel profitto di 800 000 euro.

Sono contento che grazie a questa rendita vitalizia ho sempre un budget di viaggio ben riempito per noi. Oggi ho trovato qui in albergo un catalogo che presentava i più lussuosi hotel del mondo,

Dopo aver sfogliato il catalogo mi è venuto improvvisamente l'idea di come rinraziare te, mio carissimo, e allo

*stesso tempo promuovere il nostro
progetto commune per il futuro:
festeggiare il nostro centesimo compleanno in buona salute grazie alla
fontana di giovinezza dei nostri 'duetti
della voluttà':*

*La prossima primavera faremo un giro
del mondo insieme. Festeggeremo il
tuo compleanno a San Franisco, il mio
a Singapore. In questo viaggio non faremo più le nostre passegiate lungo il
Reno, ma lungo le rive del Mississipi,
dell'Amazzonia, del Nilo e dello Yang-
tze Kiang.*

Il motto di questo viaggio è:

*Il giro del mondo in 90 giorni all'età di
90 anni.*

100 baci

la tua carissima

Dallo stesso autore

Costanza, Wolfgang	Il miglior metode per il successo in borsa Books on Demand
Costanza, Wolfgang	Corso di tedesco semplice con un nuovo metodo Books on Demand
Costanza, Wolfgang Jean	Il francese in 10 giorni Corso facile con un nuovo metodo Books on Demand
Constance, Giovanni	L'inglese in 10 giorni Corso di lingua con un nuovo metodo Books on Demand